Dʳ Henri TUDEZ

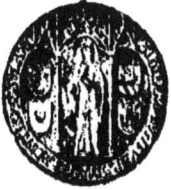

33

L'Opothérapie Hépatique

SES INDICATIONS

Dans la Cirrhose Atrophique

MONTPELLIER

Firmin, Montane et Sicardi

Tᵉ 93
219ᵉ

L'OPOTHÉRAPIE HÉPATIQUE

SES INDICATIONS

DANS LA CIRRHOSE ATROPHIQUE

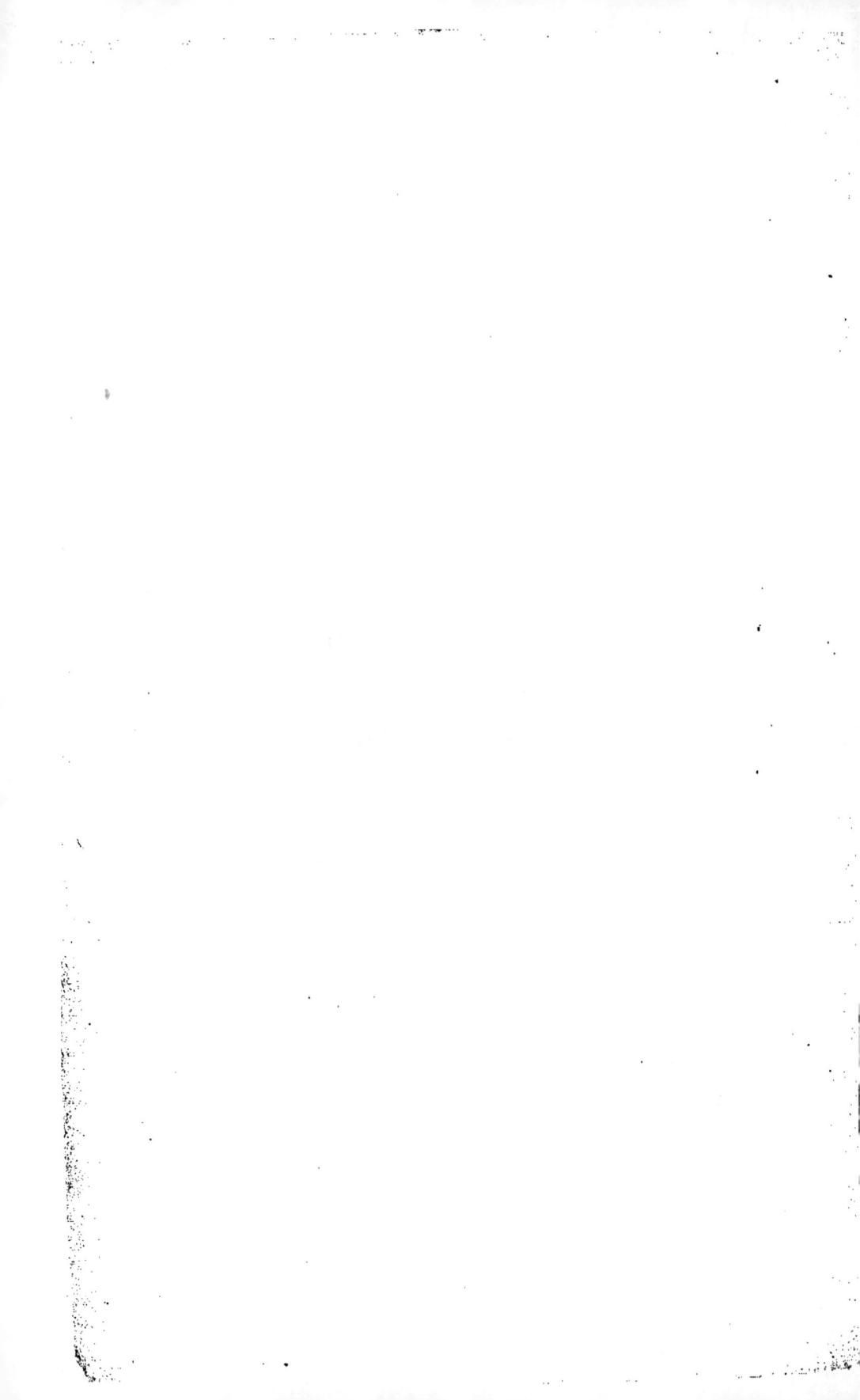

L'OPOTHÉRAPIE HÉPATIQUE

SES INDICATIONS

DANS LA CIRRHOSE ATROPHIQUE

PAR

Henri TUDEZ

DOCTEUR EN MÉDECINE

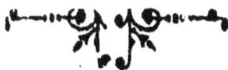

MONTPELLIER
IMPRIMERIE FIRMIN ET MONTANE
MONTANE, SICARDI ET VALENTIN, SUCCESSEURS
Rue Ferdinand-Fabre et Quai du Verdanson
1911

PERSONNEL DE LA FACULTÉ

Administration

MM. MAIRET (✻)............ Doyen
SARDA................. Assesseur
IZARD................. Secrétaire

Professeurs

Clinique médicale .... MM. GRASSET (✻)
                                Chargé de l'enseign¹ de
                                pathol. et thérap. génér

Clinique chirurgicale .... TÉDENAT (✻).
Thérapeutique et matière médicale.... HAMELIN (✻)
Clinique médicale............. CARRIEU.
Clinique des maladies mentales et nerv. MAIRET (✻).
Physique médicale .... IMBERT.
Botanique et hist. nat. méd....... GRANEL.
Clinique chirurgicale .... FORGUE (✻).
Clinique ophtalmologique........ TRUC (✻).
Chimie médicale............. VILLE.
Physiologie................ HEDON.
Histologie................ VIALLETON.
Pathologie interne............ DUCAMP.
Anatomie................ GILIS (✻).
Clinique chirurgicale infantile et orthop. ESTOR.
Microbiologie .... RODET.
Médecine légale et toxicologie ..... SARDA.
Clinique des maladies des enfants .... BAUMEL.
Anatomie pathologique.......... BOSC.
Hygiène................ BERTIN-SANS (H.)
Pathologie et thérapeutique générales .. RAUZIER.
                                Chargé de l'enseignement
                                de la clinique médicale.

Clinique obstétricale............ VALLOIS.

Professeurs adjoints: MM. DE ROUVILLE, PUECH, MOURET
Doyen honoraire : M. VIALLETON
Professeurs honoraires : MM. E. BERTIN-SANS (✻), GRYNFELTT
M. H. GOT, Secrétaire honoraire

Chargés de Cours complémentaires

Clinique ann. des mal. syphil. et cutanées MM. VEDEL, agrégé.
Clinique annexe des mal. des vieillards. . VIRES, agr. libre
Pathologie externe............ LAPEYRE, agr. lib.
Clinique gynécologique........... DE ROUVILLE, prof. adj.
Accouchements.............. PUECH, Prof. adj.
Clinique des maladies des voies urinaires JEANBRAU, agr. libr.
Clinique d'oto-rhino-laryngologie .... MOURET, Prof. adj.
Médecine opératoire............ SOUBEYRAN, agrégé.

Agrégés en exercice

MM. GALAVIELLE   MM. LAGRIFFOUL.   MM. DERRIEN
VEDEL   GAUSSEL   MASSABUAU.
SOUBEYRAN   RICHE   EUZIÈRE.
GRYNFELTT Ed.   CABANNES   LECERCLE.
LEENHARDT   DELMAS (Paul)-   FLEIG chargé des fonct

Examinateurs de la Thèse

MM. DUCAMP, président. | SOUBEYRAN, agrégé.
GRANEL, professeur. | LEENHARDT, agrégé.

A MON PÈRE ET A MA MÈRE

Hommage de ma profonde affection.

A MES SŒURS

A MON BEAU-FRÈRE

A MON GRAND-ONCLE, LE DOCTEUR A. FABRE

A MES PARENTS

A MES AMIS

H. TUDEZ.

A MON PRÉSIDENT DE THÈSE

MONSIEUR LE PROFESSEUR DUCAMP

A MONSIEUR LE PROFESSEUR GRANEL

A MESSIEURS LES PROFESSEURS AGRÉGÉS

SOUBEYRAN et LEENHARDT

H. TUDEZ.

INTRODUCTION

Lorsque en 1867 Claude Bernard posait le principe des sécrétions internes, il livrait un vaste champ d'action à la sagacité des physiologistes, des pathologistes et des thérapeutes. Grâce à lui, grâce à toute une phalange de savants qui se sont mis à l'œuvre après lui, les fonctions mystérieuses ou ignorées du foie, du pancréas, de la rate, du corps thyroïde, des capsules surrénales étaient élucidées et expliquées ; tout un groupe de maladies, telles que le goître exophtalmique, le myxœdème, l'acromégalie, le diabète pancréatique, la maladie bronzée d'Addison voyait enfin sa pathogénie s'éclaircir et se simplifier ; la thérapeutique, de son côté, s'enrichissait d'une méthode nouvelle, à laquelle Landouzy donnait le nom d'opothérapie.

Qu'est-ce donc que l'opothérapie ? Suivant la définition de Paul Carnot, « c'est la thérapeutique par les produits d'origine animale. Et en cela, elle se distingue de la chimiothérapie qui utilise les agents chimiques proprement dits, de la phytothérapie qui utilise les agents végétaux, de la bactériothérapie qui utilise les agents microbiens, de la diététique, qui étudie les aliments et les régimes. »

On voit, d'après cette définition, que chaque fois qu'on

fait usage, dans un but thérapeutique, d'un organe ou d'un extrait d'organe animal, on pratique l'opothérapie ; on voit aussi combien étendue peut être la matière médicale qui lui est propre. Jusqu'à ce jour, en effet, on a utilisé les produits animaux les plus variés pour le traitement des maladies les plus diverses. On s'est adressé au sang, à la moelle osseuse et à la rate ; à l'estomac, à l'intestin et à leur suc (opothérapie digestive), au pancréas, au rein et aux capsules surrénales ; aux testicules, à la prostate, aux ovaires, aux glandes mammaires, au placenta (opothérapie génitale) ; au corps thyroïde et aux glandes parathyroïdiennes, à l'hypophyse, aux muscles, aux poumons, au thymus et aux centres nerveux ; enfin, on s'est adressé au foie, c'est ce qui a constitué l'opothérapie hépatique, que nous nous proposons d'étudier ici.

Mais avant d'entamer notre sujet, nous avons un devoir bien doux et bien agréable à remplir en quittant cette Faculté. Durant les quelques années courtes et inoubliables que nous avons passées auprès de nos maîtres, ils nous ont toujours prodigué leurs conseils les meilleurs et les plus dévoués ; nous sommes heureux de pouvoir les en remercier aujourd'hui publiquement. M. le professeur Ville a bien voulu s'intéresser à nous d'une façon plus particulière ; dès le début de nos études et jusqu'à la fin, il nous a donné des preuves de sa bienveillante sympathie ; qu'il reçoive l'hommage de notre plus vive reconnaissance. Nous avons toujours reçu auprès de M. le professeur Granel l'accueil le plus affable et le plus affectueux ; nous avons pu, une fois de plus, apprécier ainsi par nous-même l'intérêt et l'exquise délicatesse dont il a fait preuve en maintes circonstances envers notre famille ; nos remerciements ne sont qu'un faible témoignage de la gratitude que nous lui devons.

Nous n'aurions garde d'oublier M. le professeur Vialleton qui nous donnait dernièrement encore une marque de son aimable sollicitude, ni M. le professeur agrégé Euzière, qui nous a si gracieusement donné des conseils et des documents pour notre thèse.

A M. le professeur Ducamp, qui nous a fait le grand honneur d'accepter la présidence de cette thèse, après nous en avoir inspiré le sujet ; à M. le professeur Granel, à MM. les professeurs agrégés Soubeyran et Leenhardt, qui ont bien voulu accepter de siéger comme juges, nous adressons l'expression de nos meilleurs remerciements.

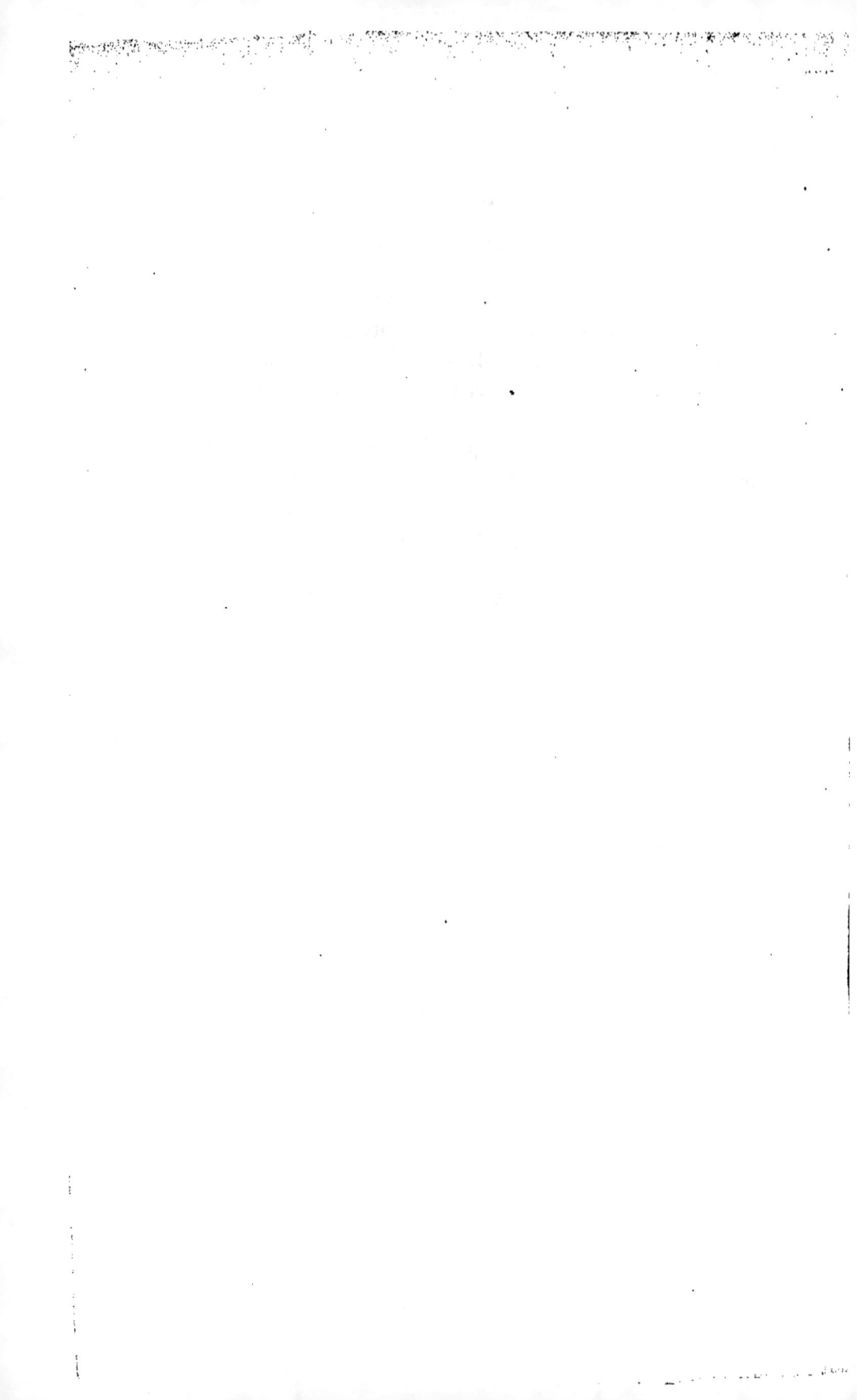

L'OPOTHÉRAPIE HÉPATIQUE

SES INDICATIONS

DANS LA CIRRHOSE ATROPHIQUE

HISTORIQUE

Au cours de l'année 1889, après les expériences reten-
tissantes de Brown-Séquard sur le suc testiculaire, un en-
thousiasme irraisonné accueillit la nouvelle médication
comme devant donner les plus beaux succès dans le traitement de tout un groupe de maladies. En créant l'opothérapie, on croyait enrichir la matière médicale de médicaments nouveaux ; en réalité, on ne faisait que les remettre en honneur après un injuste oubli qui avait duré plus
d'un siècle.

Dès la plus haute antiquité, en effet, on traitait les maladies de chaque organe par des sucs ou des extraits tirés
des organes similaires des animaux. Pour ne nous en tenir
qu'à l'opothérapie hépatique qui nous intéresse seule ici,
disons que déjà *chez les Romains*, Celse, 40 ans avant J.-C.,
dans son ouvrage « De re medica », préconise le foie de re-
nard desséché contre l'asthme (livre IV, chapitre IV) ;

le foie de pigeon frais, avec cette recommandation qu'il doit être mangré cru (livre IV, chapitre VIII). — Quelque temps plus tard, Dioscoride d'Anazarde publie un ouvrage de matière médicale. Nous y trouvons le traitement de l'hydropisie par le foie de hérisson desséché au soleil et pris avec du vinaigre et du miel (chap. II), par le foie de loup (chap XXXVIII). Quant au foie de l'âne, il guérit les épileptiques, le foie de chien enragé est le meilleur remède contre la rage, à condition d'être mangé rôti.

Un siècle plus tard, Galien emploie encore le foie de loup dans l'ictère ; Oribase, médecin de l'empereur Julien, en fait autant, ce qui lui vaut le surnom de « singe de Galien ».

Bientôt arrive l'invasion des Barbares ; il se produit alors une perturbation profonde dans les esprits, les formules se perdent et il faut arriver au *Moyen-Age* pour retrouver l'emploi de la médication animale. A cette période trois écoles se disputent les doctrines médicales ; ce sont l'Ecole de Salerne, l'Ecole de Montpellier et l'Ecole de Paris.

L'Ecole de Salerne est représentée par Nicolas Prœpositus, dit « le Salernitain ». Dans ses différents ouvrages l'*Antidotarium*, le *Dispensarium ad aromaticos*, il insiste sur les propriétés thérapeutiques du foie dans les affections hépatiques ; il recommande de choisir de préférence des animaux jeunes qui seront des bœufs, des boucs ou des lièvres.

L'Ecole de Montpellier se pose en rivale de Salerne. Déjà, en l'an 1.000, l'enseignement commence à y être donné ; mais c'est surtout à partir de 1239, à la fondation de l'Université que nous assistons au grand rayonnement de l'Ecole. Elle se fait gloire d'être l'héritière de la doctrine d'Hippocrate. — Un de ses plus illustres élèves, Guy de Chauliac, chirurgien du pape Clément VI, qui résidait alors à Avignon, écrit une « Grande Chirurgie », dans laquelle il conseille les foies du loup, du lion, de l'âne, de la brebis et même celui du vautour contre toutes les maladies hépatiques.

L'Ecole de Paris a elle aussi des partisans de l'organothérapie ; parmi eux, nous citerons le moine dominicain Albert le Grand.

Deux siècles plus tard, à la *Renaissance*, tandis que les lettres et les arts prennent un merveilleux essor, la médecine, elle, par un frappant contraste, entre en pleine décadence. Dans les ouvrages de l'époque, nous ne trouvons qu'idées confuses et embrouillées, que théories bizarres ou compliquées. — Jean Fernel, le « Galien moderne », médecin de Henri II, emploie tous les organes animaux pour sa thérapeutique, mais il les emploie d'après des techniques fort complexes, et après leur avoir fait subir toute une série de manipulations physiques et chimiques, destinées à en extraire la quintessence. — Matthioli, médecin à Sienne (Italie), fait usage du foie de lièvre, d'âne, de loup. « Contre les fluxions et cachexies du foie, écrit-il, les plus estimés médecins d'Italie, font état du foie de loup, qu'ils accommodent de cette sorte ; ils le font sécher, puis le réduisent en poudre, de laquelle ils baillent pour remède souverain à ceux qui sont travaillés du foie et aux hydropiques... avec du vin doux comme serait du vin de Malvoisie. »

Durant tout le cours du *XVII° siècle*, l'organothérapie est encore fort en honneur. En 1624, Joseph Du Chesne de la Violette, médecin de Henri IV, publie la « Pharmacopée des dogmatiques réformée ». Dans cet ouvrage, il reconnait deux antidotes hépatiques : le petit antidote qui n'a qu'une faible vertu et le grand antidote qui a comme propriété de « corroborer le foie et sa faculté naturelle, laquelle il renforce et conserve tellement que ceux qui, ayant le foie imbécille, sont enclins à l'hydropisie (à savoir quand sa vertu sanguistique gastée produit tant seulement des humeurs séreuses dont provient l'origine et la source de ce mal), en tirent et aperçoivent un prompt secours et allègement comme aussi tous cachectiques et ictériques. Le même remède, par sa propriété spécifique, délivre le foie d'amas d'humeurs et est profitable à toutes dysenteries, lienteries et flux hépatiques ; aussi son efficacité souveraine ne se peut assez priser ». La préparation consistait en une décoction de foie de veau dans une macération de chicorée, rhubarbe, eupatoire.

Zwelfer, Michel Ettmuller de Leipzig, Willis de Londres font eux aussi usage de la médication hépatique.

Avec le *XVIIIe siècle*, commence la déchéance de l'opothérapie, qui, grâce aux grands progrès de la physique et de la chimie, tombera vite dans un injuste oubli. A peine si nous la retrouvons chez quelques empiriques, qui vont puiser leur formules dans des ouvrages tels que « le Dictionnaire des drogues » de Nicolas Lémery, « les Secrets et remèdes éprouvés dont les préparations ont été faites au Louvre de l'ordre du Roy » de l'abbé Rousseau.

L'oubli de l'organothérapie est devenu complet pendant le *XIXe siècle* et il nous faut attendre jusqu'en 1889 pour assister à sa résurrection. C'est alors que commence, suivant l'expression de Paul Carnot, la période scientifique de l'opothérapie.

PLAN

Avant d'entrer dans le corps même de notre sujet, il ne nous paraît pas inutile de tracer ici les grandes lignes que nous nous proposons de suivre dans l'exposé de notre modeste travail.

Dans une première partie, nous ferons une étude générale de l'opothérapie hépatique. Nous passerons successivement en revue :

Les formes pharmaceutiques du médicament.

Ses voies d'introduction dans l'organisme.

Ses propriétés physiologiques.

Ses usages thérapeutiques et son mode d'action.

Dans la seconde partie, après une esquisse clinique rapide de la cirrhose atrophique, nous essaierons de poser les indications et les contre-indications de l'opothérapie hépatique dans chacune des périodes de la maladie.

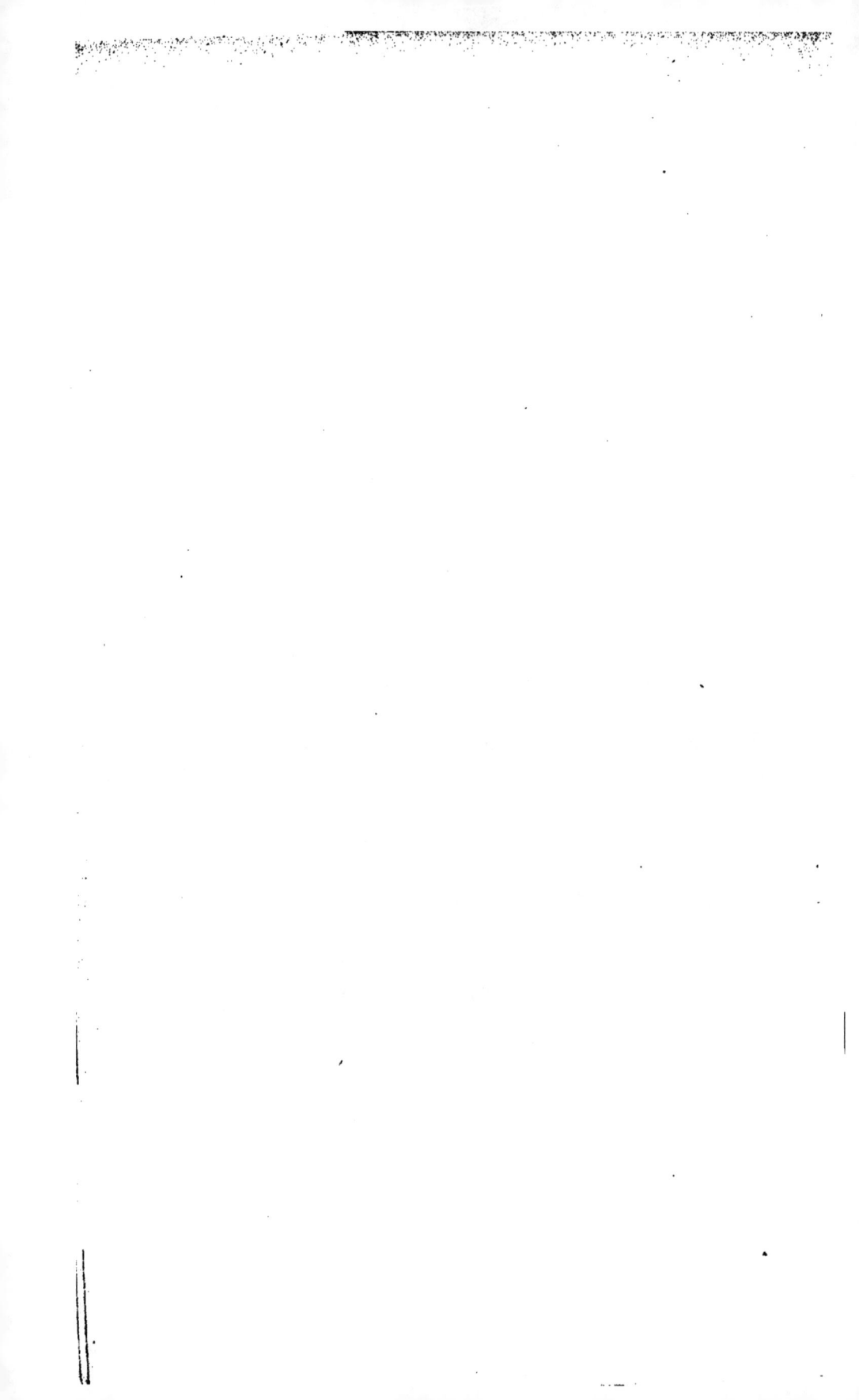

PREMIÈRE PARTIE

L'OPOTHÉRAPIE HÉPATIQUE — ÉTUDE GÉNÉRALE

CHAPITRE PREMIER

FORMES PHARMACEUTIQUES

Le médicament hépatique peut être administré sous de nombreuses formes que nous ramènerons à trois groupes : le foie frais, la poudre et les extraits.

a) *Le foie frais.* — Il donne d'excellents résultats, en raison de son activité supérieure à celle des autres préparations et aussi à cause de la facilité avec laquelle les malades le supportent, même à dose élevée. Suivant le mode d'administration, on emploie la pulpe de foie ou la macération de foie.

La pulpe est préparée de la façon suivante : on se procure 100, 150 ou 200 grammes de foie frais de porc ou de veau, provenant directement de l'abattoir : on le pulpe finement sur une râpe par exemple, après avoir éliminé l'enveloppe, la vésicule biliaire, et les grosses travées conjonctivo-vasculaires. Cette pulpe, ajoutée à du bouillon tiède, ne dépassant pas 50°, est avalée sans difficulté ; son odeur est agréable et rappelle celle du foie gras.

2.

La macération est obtenue par contact de 100 à 150 grammes de foie frais de porc pulpé avec une quantité égale d'eau ; puis on décante et on passe sur une étamine (1).

b) *La poudre de foie*. — Elle est préparée par simple dessiccation de l'organe, préalablement séparé de la vésicule biliaire, des gros canaux, des gros vaisseaux et des enveloppes.

Cette dessication peut se faire à l'étuve à 40°, ou de préférence dans le vide aux environs de 0°. — La poudre représente environ 15 à 17 pour 100 du poids de foie frais.

c) *Les extraits de foie*. — Il faut distinguer ici :

1° *Les extraits aqueux* : on soumet les foies pulpés à deux macérations successives dans l'eau additionnée de chloroforme. Les liqueurs filtrées sont partiellement concentrées ; les produits sirupeux ainsi obtenus sont repris par l'eau, et les nouvelles liqueurs, après filtration, sont amenées en consistance extractive. Ces extraits aqueux représentent 6 à 7 pour 100 du poids de foie frais.

2° *Les extraits glycérinés* : ils offrent de grands avantages : l'extraction des principes actifs est très rapide et complète ; on peut obtenir 17 pour 100 de foie frais, soit le chiffre correspondant à la dessiccation de l'organe.

3° *Les extraits alcooliques* : on peut obtenir deux ex-

---

(1) Le foie de porc est le plus généralement employé, et cela pour plusieurs raisons ; le porc étant un animal omnivore, son foie aurait une activité cellulaire plus marquée et se rapprocherait davantage de celui de l'homme dans la constitution de ses humeurs et de son tissu ; de plus, exception faite pour la ladrerie et la trichinose, il présente rarement des maladies contagieuses pour l'homme.

traits alcooliques, en partant soit du foie frais, soit de la poudre de foie.

Extrait alcoolique de foie frais : les foies pulpés sont mis à macérer, une première fois dans leur poids d'alcool à 95° ; la liqueur obtenue est riche en eau provenant du foie frais : c'est un extrait hydro-alcoolique, relativement chargé, de densité 0.906. Une deuxième macération, avec la même quantité d'alcool à 95°, donne une liqueur à peine colorée, peu chargée en matériaux solubles, de densité 0.810, gardant son titre alcoolique et qui, distillée, donne un coagulum peu soluble dans l'eau, avec un rendement d'environ 3 pour 100 du poids de foie frais.

Extrait alcoolique de poudre de foie : avec l'alcool à 60°, par macération (2 parties d'alcool pour 1 de poudre), on a obtenu 14 pour 100 d'extrait ; avec l'alcool à 95°, 8 pour 100 d'un extrait jaune clair, contenant de nombreuses lamelles cristallisées.

4° *Les extraits peptiques, pancréatiques, papaïnés :* on peut faire des préparations par digestion de la pulpe hépatique, soit au moyen de la pepsine en milieu acide (4 p. 1.000 d'acide chlorhydrique), soit au moyen de la pancréatine en milieu légèrement alcalin, avec addition d'un antiseptique (chloroforme, toluène), soit au moyen de la papaïne. Le rendement est d'environ 8 pour 100.

5° *Les extraits salés :* on peut préparer d'autres extraits en faisant macérer les foies dans des solutions aqueuses de Nacl à 4, 8, 10 et 100 par litre.

Ces divers extraits n'ont pas d'action bien particulière et ne présentent aucune *supériorité sur la poudre ou le foie frais.* Il est donc inutile d'y insister davantage (1)

---

(1) La technique des différentes préparations opothérapiques a été emprunté à Paul Carnot : Opothérapie, 1911.

CHAPITRE II

VOIES D'INTRODUCTION DANS L'ORGANISME

En présence des formes si nombreuses sous lesquelles le médicament hépatique se présente à nous, il importe de bien connaître la conduite à suivre pour son administration.

A priori, il semblerait que toutes les voies puissent être utilisées indifféremment ; et en effet, elles ont été toutes essayées. Pratiquement on peut dire qu'il y a des voies évitables et des voies recommandables.

Les premières sont les injections sous-cutanées, intramusculaires, intra-veineuses et intra-séreuses. Il faut les éviter parce que : les substances injectées doivent être d'une asepsie ou d'une stérilisation complète ; — les extraits, même amicrobiens, provoquent souvent de la fièvre et de l'inflammation locale ; — injectés dans les veines, ils donnent lieu à des coagulations massives, d'où thromboses et embolies.

Dans les deuxièmes, nous faisons entrer la voie buccale et la voie rectale.

a) Voie buccale : elle est la plus pratique et la plus usitée aujourd'hui.

A l'inverse de ce qu'on croyait au début, en effet, le

foie, malgré la fragilité de ses principes constitutifs, reste à peu près inattaqué par les différents sucs digestifs (salivaires, gastriques ou intestinaux) ; son ingestion est suivie des mêmes effets que l'injection sous-cutanée de l'extrait glycériné.

Par la voie buccale, on utilise l'organe frais et pulpé, dans du bouillon, en tartines, en boulettes légèrement grillées à la surface ; ou bien encore la macération ; soit enfin la forme capsulaire, après enrobage dans des pilules au gluten, à la kératine, à la cire si on veut le protéger contre le suc gastrique.

b) *Voie rectale* : elle est moins commode que la précédente et, de plus, l'absorption du médicament se fait beaucoup moins bien. Mais aussi elle a ses avantages : facilité d'administration chez les malades qui ont de l'intolérance gastrique ou de la répugnance ; action nulle des sucs digestifs sur le produit médicamenteux.

Celui-ci sera donné sous forme de lavements ou de suppositoires.

Le lavement sera petit, afin d'être facilement gardé ; il sera précédé d'un lavement évacuateur et additionné de quelques gouttes de laudanum. Pour faciliter sa tolérance et son absorption, il faudra l'administrer, autant que possible, le soir au coucher.

Le mode d'emploi du suppositoire sera calqué sur celui du lavement, les indications de l'un et de l'autre étant à peu près les mêmes.

CHAPITRE III

PROPRIÉTÉS PHYSIOLOGIQUES

Maintenant que nous connaissons le médicament en lui-même et les différentes façons de l'utiliser, étudions comment il agit sur l'organisme après son introduction.

Dans le présent chapitre, nous exposerons son action chez l'homme sain, nous réservant de parler de son action chez l'homme malade dans le chapitre qui va suivre.

Cette question a été longuement approfondie par de nombreux observateurs, Gilbert et Carnot, Mairet et Vires en particulier. De leurs multiples expériences, il résulte que l'extrait de foie influe chez l'individu sain, sur la température, sur l'appareil digestif, l'appareil circulatoire, l'appareil urinaire et enfin sur le foie.

1° *Action sur la température.* — D'après Mairet et Vires, l'administration du foie aurait la propriété de diminuer légèrement la température. Dans 5 cas sur 6, ils auraient eu une hypothermie de 1/10 à 5/10 le matin, de 1/10 à 4/10 le soir. En somme, influence peu considérable et peu importante.

2° *Action sur le système digestif.* — Quand le remède est donné par la voie buccale, on observe toujours une augmentation des matières fécales ; elles sont semi-liquides, presque toujours diarrhéiques, de coloration noirâtre.

3° *Action sur le système circulatoire*. — Elle se traduit par deux ordres de faits : la *coagulation* du sang lorsque l'extrait est injecté dans les veines ; d'où danger de mort immédiate par thrombose ; — l'*hypotension vasculaire* considérable, accompagnée d'accélération ou de ralentissement du pouls, suivant la quantité de liquide injectée.

4° *Action sur l'appareil urinaire*. —Presque toujours, la quantité d'urine émise en 24 heures est augmentée. Dans les expériences de Mairet et Vires, elles ont augmenté dans 4 cas de 71, 116, 541, 591 centimètres cubes ; elles ont diminué dans 2 autres de 75 et 146 cc.

5° *Action sur le foie*. — Le foie a des fonctions multiples : il sécrète la bile qu'il déverse dans le duodénum (sécrétion externe) ; il transforme les sels ammoniacaux du sang en urée (uréopoïèse) ; il change en glycogène le glucose provenant des hydrocarbonés de l'alimentation (glycogénèse) ; il retient les substances toxiques (fonction antitoxique) ; il concourt à la rénovation des globules sanguins (hématopoïèse).

Voyons maintenant comment réagit chacune des fonctions du foie en présence de la médication hépatique. Disons tout d'abord que l'action est nulle sur la sécrétion biliaire et sur l'hématopoïèse.

L'uréopoïèse est augmentée dans tous les cas : 3 gr. 67, 3 gr. 71, 6 gr. 90, 7 gr. 72, 6 gr. 90, 5 gr. 85 dans les expériences de Mairet et Vires ; 13 grammes, 21, 12 dans les expériences de Gilbert et Carnot.

L'opothérapie réduit le taux de sucre excrété dans l'expérience de la glycosurie alimentaire ; elle exciterait donc le pouvoir glycogénique du foie.

Enfin elle augmente l'action antitoxique du foie, puisque l'injection simultanée de poisons tels que la strych-

nine, le phosphore et de tissu hépatique provoque une
légère diminution de toxicité.

Tel est, brièvement esquissé, le rôle que joue l'opothérapie vis-à-vis de l'organisme sain. Mais avant de terminer
ce chapitre, nous devons signaler un point qu'on ne doit
jamais perdre de vue, nous voulons parler de la toxicité
des extraits hépatiques. D'après Mairet et Vires, ils tue-
raient à la dose de 60 grammes par kilog d'animal.

CHAPITRE IV

USAGES THÉRAPEUTIQUES — MODE D'ACTION DU MÉDICAMENT

Les applications de la médication hépatique en pathologie découlent logiquement de ses propriétés physiologiques.

L'action du foie sur la coagulation du sang a donné
l'idée de l'employer dans les hémorragies ; et l'on a en
effet obtenu des résultats fort remarquables dans les épistaxis à répétition des cirrhotiques ; il en a été de même
dans un bon nombre de cas d'hémoptysies dans la troisième période de la tuberculose.

Dans le diabète sucré, on a eu aussi quelques améliorations ; mais à côté de ces cas favorables, il faut enregistrer
de multiples échecs.

Signalons en passant les récentes tentatives d'opothérapie hépatique dans la goutte, dans le cancer, dans la tuberculose.

Enfin et surtout les cirrhoses et en particulier les cirrhoses atrophiques ont été singulièrement améliorées et,
dans plusieurs cas, même guéries.

Quel est le mécanisme d'action du médicament dans ces
diverses maladies ?

Pour le comprendre, il suffit d'étudier le rôle pathogénique du foie dans chacune d'elles. Nous nous contenterons

ici d'exposer la théorie générale, sans entrer dans les détails particuliers à chaque affection pathologique. Dans la deuxième partie de ce travail, nous en ferons l'application à la cirrhose atrophique, qui nous intéresse plus spécialement.

Dans les maladies du foie, il faut distinguer deux sortes de syndromes cliniques : l'un, caractérisé par l'insuffisance hépatique, partielle ou généralisée (hypohépatie pouvant aller jusqu'à l'anhépatie) ; l'autre consistant en l'hyperfonctionnement pathologique du foie (hyperhépatie).

Il ne saurait être question ici des maladies s'accompagnant d'hyperhépatie ; l'opothérapie ne ferait qu'augmenter l'hyperfonctionnement du foie ; or, c'est le contraire qui doit être recherché.

Restent les maladies avec hypohépatie et celles avec anhépatie.

Comme le dit Paul Carnot, « le degré d'insuffisance hépatique peut être très différent, suivant l'intensité de la lésion et la déchéance de la cellule hépatique. Au degré le plus faible, l'insuffisance est généralement légère et partielle : on constate un petit foie ou, au contraire, un foie anormalement développé, mais où la quantité de parenchyme glandulaire est cependant réduite, étouffée par la sclérose. Il y a insuffisance uréo-poïétique caractérisée par une diminution d'urée urinaire, par un abaissement du coefficient azoturique, par de l'ammoniurie ; il y a insuffisance glycogénique ; il y a tendance aux hémorragies multiples, par insuffisance d'élaboration hépatique des matériaux du sang ; il y a des troubles nerveux, dus à l'insuffisance antitoxique du foie. »

En pareil cas, il est utile et même nécessaire de recourir à l'opothérapie, qui agira de deux façons : 1° en aidant la glande hépatique, s'il y a hypohépatie et en la suppléant s'il y a anhépatie ; les effets de la médication sont alors immédiats ;

2° En excitant le pouvoir fonctionnel du foie, s'il y a hypohépatie, et en régénérant la cellule hépatique, s'il y a anhépatie ; ici le résultat cherché ne se produit qu'au bout d'un certain temps, la réaction de régénérescence demandant plus ou moins longtemps à se produire.

DEUXIÈME PARTIE

LES INDICATIONS DE L'OPOTHÉRAPIE HÉPATIQUE
DANS LA CIRRHOSE ATROPHIQUE

CHAPITRE PREMIER

ESQUISSE CLINIQUE DE LA CIRRHOSE ATROPHIQUE

Sous ce nom de cirrhose atrophique, nous ne comprendrons pas seulement la cirrhose dite alcoolique ; suivant l'exemple d'Emile Boix, nous engloberons dans ce groupe toutes celles ayant une origine toxi-alimentaire.

Que la formation de toxines dans le tube gastro-intestinal reconnaisse, pour cause déterminante, la suralimentation, l'abus de certains aliments, de boissons excitantes ou au contraire l'alcoolisme, peu importe. Dans tous les cas, le résultat est le même : le surmenage digestif retentit aussitôt sur le foie ; la cirrhose s'installe. Elle va évoluer fatalement, si un traitement énergique ne vient en enrayer la marche progressive. Mais à chaque période de la maladie, les indications thérapeutiques changent avec les lésions anatomiques ; il est donc de première importance de bien connaître les signes propres à chaque période.

Aussi allons-nous énumérer brièvement les symptômes de la période pré-ascitique, de la période ascitique et de la période terminale.

1° *Période pré-ascitique.* — Elle se caractérise par des troubles dyspeptiques et par les petits signes de la pré-cirrhose. Ce sont :

a) Des signes généraux : amaigrissement rapide, perte des forces, peau sèche ;

b) Des signes fonctionnels : troubles circulatoires, varices, hémorroïdes, œdème des membres inférieurs sans albuminurie, hémorragies précoces, prurit sans ictère ;

c) Des signes physiques : foie douloureux, diminué de volume ; rate hypertrophiée ; urines rares, foncées ; à l'analyse, on a de l'hypoazoturie, de l'urobilinurie, de la glycosurie, de l'hypertoxicité urinaire.

En somme, à cette période, le diagnostic, quelquefois difficile, doit être basé surtout sur l'atrophie du foie et l'analyse des urines décelant l'insuffisance hépat'que.

2° *Période ascitique.* — Au bout de quelques mois, l'ascite se forme peu à peu et le doute n'est plus possible devant un pareil symptôme. Les troubles digestifs persistent et s'aggravent. Du côté de la circulation, on a un pouls petit, rapide et en hypotension, à cause de la transsudation du sérum sanguin dans le péritoine. Des hématémèses et des mœlena terribles se produisent fréquemment.

Les troubles respiratoires consistent en dyspnée par compression ou par toxhémie, en râles de congestion et d'œdème pulmonaire aux deux bases, en pleurésie à droite par propagation de la périhépatite.

Le malade présente des urines rares, foncées, denses, très acides et dont l'analyse montre les progrès de l'insuffisance hépatique : diminution de l'urée, urobilinurie, glycosurie alimentaire, peptonurie.

L'amaigrissement est considérable.

Les troubles nerveux aboutissent parfois au coma et même à la folie.

3° *Période terminale.* — Peu à peu le malade se cachectise, s'anémie et meurt, soit dans le marasme, soit par suite d'une complication.

Tels sont les signes d'après lesquels nous reconnaîtrons à quel stade de la maladie se trouve le sujet que nous aurons à traiter ; connaissant ce stade, nous connaîtrons par le fait même l'état anatomique du foie à ce moment-là. L'évolution des lésions suit en effet une marche parallèle à celle des symptômes : à la période pré-ascitique correspond un état léger d'hypoplasie ; la période ascitique indique un degré plus considérable d'atrophie, l'hypoplasie a augmenté ; enfin, à la période terminale, l'atrophie est telle qu'elle est bien près de l'aplasie.

Nous en dirons autant du fonctionnement de la cellule hépatique. Dans la première période, il est peu diminué, il y a hypohépatie légère ; dans la deuxième période, l'hypohépatie augmente ; dans la troisième, c'est de l'anhépatie plus ou moins complète.

CHAPITRE II

LES INDICATIONS ET LES CONTRE-INDICATIONS

Connaissant le stade de la maladie dans lequel nous nous trouvons, comment saurons-nous s'il y a lieu d'employer ou non l'opothérapie hépatique ?

Ici, il faut distinguer ; car il y a deux façons de faire de l'opothérapie : l'une, qui doit être rejetée, c'est l'opothérapie symptomatique ; l'autre, beaucoup plus rationnelle, est l'opothérapie pathogénique.

L'opothérapie symptomatique doit être rejetée, avons-nous dit ; sinon nous verrons partout des indications et nulle part de contre-indications ; nous verrons qu'il faut agir, mais nous ne verrons pas pourquoi il faut agir.

L'opothérapie pathogénique, au contraire, est beaucoup plus recommandable, parce qu'elle s'adresse à la cause même du mal.

Dans la cirrhose atrophique, la cause du mal est triple.

a) C'est d'abord l'intoxication du foie par les poisons venus du tube digestif ;

b) C'est ensuite l'hypofonctionnement de la cellule hépatique consécutif à son intoxication ;

c) C'est enfin l'hypoplasie du foie due à la compression du tissu hépatique par le tissu de sclérose.

Contre la première cause, l'hygiène alimentaire luttera très efficacement ; contre les deux dernières, il faudra avoir recours à l'opothérapie, qui agira de la façon suivante :

Elle aidera et excitera le pouvoir fonctionnel du foie ;

Elle suppléera et régénérera la cellule hépatique atrophiée.

Ceci dit, passons successivement en revue les trois périodes de la cirrhose atrophique et voyons, à propos de chacune d'elle, si la médication par le foie est indiquée ou contre-indiquée.

A. — *Période pré-ascitique.*

Dans cette période, l'hypohépatie est faible, l'hypoplasie également. Ce qui domine, ce sont les troubles gastro-intestinaux avec leurs conséquences : élaboration de toxines, provoquant un surmenage hépatique et par suite un fonctionnement défectueux de la glande.

L'indication dominante s'adressera donc ici à l'alimentation ; on mettra d'abord le malade au régime lacté absolu pendant quelques jours, puis au régime lacto-végétarien ; on permettra ensuite progressivement les graisses, les viandes blanches, les poissons, etc.

Le plus souvent, la pré-cirrhose rétrocède à ce traitement et guérit au bout d'un temps plus ou moins long. Si la guérison se faisait attendre, on serait autorisé à appliquer l'opothérapie hépatique ; elle hâterait certainement le dénouement heureux qui se serait produit sans elle.

B. — *Période ascitique.*

Ici la triade pathogénique est complète ; nous avons les troubles gastro-intestinaux, l'hypofonctionnement du foie, décelable par l'analyse des urines, enfin l'atrophie.

Nous donnerons donc la médication hépatique.

C'est en effet presque toujours à ce stade, lorsque l'attention est attirée par ce grand symptôme : l'ascite, que l'on pense à appliquer l'opothérapie.

Dans les observations qui suivent, non seulement l'ascite existe déjà, mais encore le plus souvent le traitement par le foie n'est essayé que parce que les autres médications ont échoué. Qu'on ne vienne donc pas dire que l'ascite guérit parce qu'elle est guérissable dans certains cas. Nous savons que la cirrhose atrophique s'est montrée curable plusieurs fois par le traitement classique : régime, diurétiques, cholagogues. Mais ces cas-là sont rares et exceptionnels ; de plus, ils ne prouvent pas l'inefficacité de l'opothérapie qui, répétons-le, est généralement pratiquée chez des malades incurables par le traitement classique.

OBSERVATIONS

OBSERVATION PREMIÈRE,

Carles. Nouveau cas de cirrhose alcoolique guérie par le suc hépatique.
Gazette des Sciences Médicales de Bordeaux, 1908.

J. S..., 48 ans, cuisinière, entre à l'hôpital le 3 juillet
1907. Quatre grossesses normales. Rien de particulier à
signaler dans les antécédents. Souffre depuis juin 1906.
Les vomissements bilieux qu'elle présentait par intermit-
tences depuis longtemps, le matin à jeun, deviennent plus
fréquents et plus abondants. Puis apparaissent des hématémèses traitées par l'ergotine. Après quelque temps,
l'amaigrissement l'oblige à abandonner tout travail.

En février 1907, elle présente un ictère qui dure 2 mois ;
anorexie intense.

En juin, augmentation de volume du ventre, qui est considérable au moment de l'entrée à l'hôpital. Le visage est
alors de teint terreux, amaigri ; les traits sont tirés, la
peau est sèche ; léger subictère des conjonctives ; œdème
des membres inférieurs ; le ventre, augmenté de volume,
est flasque et étalé ; sa paroi est sillonnée de varicosités ;
la cicatrice ombilicale fait saillie. Par la palpation et la
percussion, on décèle du liquide intra-péritonéal mobile.

Pas de zone d'empâtement ; pas de masse dure ou doulou-
reuse.

Le bord inférieur du foie ne peut être délimité ; il n'est
pas perçu à la palpation.

La rate est grosse à la percussion.

La malade a toujours des vomissements muqueux à
jeun ; mange peu, mais avec plaisir, sauf les aliments
gras.

Langue bonne, gencives pâles, ni diarrhée, ni constipation. Pas de fièvre, mais grande lassitude ; nuits mauvai-
ses, sommeil agité par des cauchemars ; zoopsie.

Rien du côté des autres appareils.

Diagnostic : cirrhose alcoolique.

Traitement : 20 cc. de suc glycériné hépatique tous les
jours. Régime lacto-végétarien, mitigé par la viande blan-
che (2 fois par semaine).

La situation s'améliore aussitôt.

De 600 à 800 cc., la diurèse monte à 1200, 1700, 2000 cc.
L'ascite diminue progressivement. Le périmètre abdomi-
nal accuse 4 centimètres de moins en moyenne tous les
10 jours. La circulation collatérale s'efface ; l'état général
se relève.

Après un mois et demi de traitement, la malade quitte
l'hôpital pour aller se reposer quelques semaines à Arca-
chon ; après quoi, elle reprend ses occupations interrom-
pues depuis un an.

Actuellement, la santé est parfaite ; le foie déborde les
fausses-côtes, mais est plutôt ptosé que gros (11 centimètres sur la ligne mamelonnaire).

Observation II

Gaillard. Guérison apparente d'une cirrhose atrophique du foie par l'opothérapie hépatique. — Société Médicale des Hôpitaux de Paris, 1908.

X..., veuve, 46 ans. Pas d'abus alcooliques, mais abus de café. Dans les antécédents, on note une variole et une fièvre typhoïde.

Après avoir eu quelques épistaxis et du subictère, elle constate, en janvier 1907, que son ventre augmente de volume ; elle a de l'œdème des membres inférieurs, le teint jaune et des étourdissements prolongés.

En avril 1907, elle entre à Saint-Antoine, très amaigrie, affaiblie, présentant un gros ventre et de l'œdème des membres inférieurs. Foie petit. On diagnostique une cirrhose atrophique. Traitement : calomel, diurétiques.

Au début de juin, on fait une ponction ; 11 litres de liquide sont retirés. Cette ponction est suivie de deux autres jusqu'au mois de juillet ; une quatrième ponction faite à la fin de juillet donne 8 litres de liquide jaunâtre moussant.

En octobre, elle quitte le service et part au Vésinet. Elle en sort le 14 novembre, ayant encore le ventre développé et reprend un travail pénible (cire les parquets).

Au bout de deux mois, elle renonce à son travail et s'alite. Son ventre est gros et douloureux, les urines sont rares, malgré le régime lacté.

Le 24 février 1908, elle a une épistaxis abondante ; elle est admise à Lariboisière.

On constate alors une cachexie manifeste, du subictère, de l'œdème des membres inférieurs, une ascite légère, de l'hydrothorax à gauche. Urines rares chargées d'urates, non albumineuses.

Pas d'affection cardiaque.

Pas de tuberculose pulmonaire.

Abdomen fluctuant, pas de masse dure, pas de gâteau, pas de cloisonnement. Météorisme modéré, pas de désordres intestinaux.

Rien aux organes génitaux.

Foie petit, matité verticale diminuée.

Pas de splénomégalie. Circulation complémentaire modérée.

Diagnostic : Cirrhose atrophique.

Traitement : régime lacté, diurétiques. Foie de porc frais, 125 grammes pris sans répugnance.

Après ce traitement, on vit peu à peu l'ascite diminuer progressivement, ainsi que l'œdème des membres inférieurs ; l'hydrothorax disparut. La diurèse augmenta, passant de 1 litre à 1 litre 500, 2 litres et plus.

L'appétit revint, les fonctions digestives devinrent régulières, la dépression initiale fut remplacée par de l'animation, le teint devint meilleur et l'anémie moins accentuée.

Au début de mai, elle quittait le service pour aller en convalescence au Vésinet.

Le ventre a repris son volume normal ; le foie reste petit ; matité verticale sur la ligne mamelonnaire, 11 centimètres.

Epreuve du sucre : glycosurie alimentaire.

Urobilinurie légère.

Volume des urines : 2 litres 250. Réaction faiblement alcaline. Densité : 1.012.

Urée, 10 gr. 24 par litre ; 23 gr. 04 par 24 heures.

Chlorures : 6 gr. 60 par litre ; 14 gr. 85 par 24 heures.

Ni sucre, ni albumine.

Guérison apparente. Malade à suivre pour constater si l'amélioration persiste.

OBSERVATION III

Créquy. Cirrhose alcoolique ; opothérapie hépatique, Bulletin Général de Thérapeutique, 1904.

X..., 58 ans, constitution moyenne, alcoolisme.

Se plaint, dans le courant de juillet 1902, de troubles digestifs, inappétence, pesanteurs gastriques, vomissements, diarrhée alternant avec de la constipation, tympanisme, insomnies, cauchemars, très léger tremblement des doigts.

Hémorroïdes fluentes assez prononcées.

Le 6 septembre, ascite légère, qui alla en augmentant ; dilatation veineuse des parois abdominales ; le foie parut petit ; il fut impossible de le palper au niveau des fausses-côtes.

Rien d'anormal au cœur et aux poumons.

Urines : ni sucre, ni albumine.

Traitement : régime lacté, 3 litres par jour, iodure de potassium, 1 gramme.

L'ascite continue à progresser, une ponction est faite le 29 septembre ; donne 8 à 10 litres de liquide. On ajoute au traitement antérieur l'iodure de sodium, plus des diurétiques (digitale, reine des prés). Légers laxatifs ; lait exclusif ou mitigé. Ce traitement n'eut aucune influence sur l'évolution de la maladie.

Les symptômes généraux allaient s'aggravant, la maigreur faisait des progrès, l'œdème des jambes, des bourses apparut quelque temps après la cinquième ponction ; celui des bourses fut si considérable qu'elles ressemblaient à une vessie placée entre les cuisses ; le fourreau de la verge, fortement œdématié, gênait la miction.

La paracentèse diminua ces symptômes œdémateux et je pus éviter les ponctions au cautère.

Une grippe survenue dans le courant de l'hiver 1903 aggrava encore la situation ; les hémorroïdes, volumineuses et douloureuses, faisant perdre beaucoup de sang, anémiaient beaucoup le malade.

Les gencives étaient fongueuses et saignantes.

Une ulcération au sacrum fait craindre une fin prochaine.

C'est alors, 10 mars 1903, que nous modifions le traitement :

1° Continuation du lait, un œuf par jour et une petite quantité de foie de porc ;

2° Tous les jours, le matin, 1 gramme d'extrait hépatique dans une tasse de lait ;

3° Prendre 0 gr. 50 de nitrate de potasse dans une tisane de chiendent.

Le 18 mars, neuvième ponction, 8 litres ; 8 avril, 6 litres 500 ; 29 avril, 5 litres 500 ; 21 mai, 4 litres 500.

Un mieux commence avec le nouveau traitement. Le premier phénomène fut la cessation des hémorroïdes et des hémorragies.

L'œdème des jambes disparut le premier ; le liquide ascitique ne se reproduisit pas ; l'appétit devint meilleur ; la maigreur disparut peu à peu.

Actuellement, le malade a un embonpoint normal ; les forces sont revenues depuis fin septembre, quatre mois après la dernière ponction ; reprise des occupations. Il existe toujours du tympanisme.

Quoique le traitement fût mixte (association de la médication hépatique aux diurétiques), M. Créquy attribue le mérite de l'amélioration à l'extrait de foie.

En avril 1910, l'amélioration s'était maintenue ; on peut donc parler de guérison définitive.

OBSERVATION IV

Hirtz. Cirrhose alcoolique guérie par l'opothérapie hépatique.
Bulletin général de Thérapeutique, 1904.

X..., comptable, 55 ans, alcoolique invétéré.

Depuis deux ans, le malade avait vu son ventre augmenter progressivement au point de gêner sa respiration et de l'immobiliser. En même temps, amaigrissement et œdème des membres inférieurs.

A son entrée, janvier 1903, le ventre était énorme, le réseau veineux sous-cutané très développé, les jambes enflées jusqu'à la racine des membres, le scrotum distendu. Rien au cœur, rien aux poumons.

La rate était facilement percutable ; le foie, autant que l'ascite permettait l'examen, semblait diminué de volume. Urines rares, acides, très chargées d'urate, sans sucre, ni albumine. Volume maximum, 500 cc. Le malade dort à peine, s'alimente difficilement ; 2 litres de lait par jour.

Ascite augmente les jours suivants, ponction nécessaire ; on retire 12 litres de liquide jaune verdâtre un peu trouble. Le malade est soulagé.

Dès le début, il prenait, comme médication, du lait, du calomel, 0 gr. 15, des boissons diurétiques nitrées et, tous les 2 ou 3 jours, 15 grammes d'eau-de-vie allemande.

Le dosage des urines donnait 12 grammes d'urée par 24 heures. La glycosurie alimentaire fut positive, mais passagère. L'épreuve du bleu ne fut pas faite.

L'ascite se reproduisit rapidement et, trois semaines après, on retira encore 11 à 12 litres de liquide clair.

Les urines restèrent briquetées et oscillèrent entre 300 et 500 grammes par jour.

Après la troisième ponction, ne constatant pas d'amélioration, le malade est soumis à l'opothérapie hépatique. Foie de porc frais, réduit en petits morceaux, à la dose quotidienne de 140 à 200 grammes, à prendre dans du bouillon tiède. Le malade le prend sans répugnance.

Au bout de 6 à 8 jours, les urines augmentèrent. Au lieu de 300 à 500 cc., le malade urinait un litre, puis 1 litre 500, puis 2 litres.

L'œdème des membres inférieurs, du scrotum, de la verge disparut. On fit une nouvelle ponction de 8 litres, puis l'ascite ne se reproduisit plus.

La rate restait encore un peu développée ; le foie paraissait de dimensions normales.

Un nouveau dosage urinaire donna 20 grammes d'urée par 24 heures.

En mars, l'ascite avait tellement diminué qu'il était difficile de le déceler par le décubitus latéral.

Le malade sortit de l'hôpital, malgré notre avis, et reprit son travail.

Il continue, dit-il, à prendre 2 litres de lait par jour et, de temps en temps, de l'eau-de-vie allemande.

OBSERVATION V

Hirtz. Guérison d'une cirrhose atrophique du foie par l'opothérapie hépatique.
Bulletin général de Thérapeutique, 1904.

X..., charbonnier, 53 ans, grand alcoolique, entre le 2 mai 1904, salle Chauffard, n° 2, pour un développement exagéré du ventre qui l'empêche de marcher et détermine, lorsqu'il est debout, de l'œdème des membres inférieurs.

Il est anorexique, souffre d'une diarrhée persistante depuis quelques semaines et se plaint d'une douleur assez persistante dans la région hépatique.

Le foie semble petit ; la rate est grosse ; circulation collatérale très intense ; ascite énorme évaluée à 12 ou 14 litres. Diagnostic : cirrhose atrophique du foie.

Le malade pèse alors 92 kilos.

La première semaine, on donne le régime lacté et du calomel sans que l'état général ou local se modifient. Urines : 400 cc.

Le 9 mai, le malade est ponctionné. Il s'écoule facilement 4 litres de liquide clair. Par suite d'une fausse manœuvre, l'écoulement cesse et on retire le trocart. L'ouverture ne se ferme pas et, pendant 7 à 8 jours, il ne cesse de suinter par la plaie une quantité considérable de liquide ; le lit est trempé et j'estime qu'il a dû s'écouler environ 8 litres de sérosité.

Le 10 mai, on commence le traitement opothérapique : 100 grammes de foie de porc frais.

Le 17 mai, la plaie est refermée.

Le 20 mai, poids du malade : 82 kilos.

La quantité d'urines qui, jusqu'au 17, était de 500 cc., monte en 8 jours à 2 litres.

L'ascite est toujours considérable ; l'œdème des jambes a diminué ; le cœur reste bon.

Le 26 mai, l'ascite diminue sensiblement. Poids : 81 kilos. Circonférence au niveau de l'ombilic : 113 centimètres. Diamètre xipho-pubien : 43 centimètres.

Le 2 juin, poids : 75 kilos. Circonférence abdominale : 104 centimètres. Diamètre xipho-pubien : 39. L'ascite diminue rapidement et la circulation collatérale s'efface progressivement. Œdème des jambes à peine appréciable.

Le 9 juin, l'ascite a presque complètement disparu.

Poids : 71 kilos. Circonférence abdominale : 96 centimètres. Diamètre xipho-pubien : 33. Urines : 2 litres trois
quarts.

Le 16 juin, circonférence abdominale : 91 ; diamètre
xipho-pubien : 31.

L'examen des urines démontre l'amélioration rapide des
fonctions hépatiques.

Analyse du 5 mai : urée par 24 heures.   4 gr. 43
　　— 　 13 juin 　　　　　 —   19 gr. 28
Analyse complète aux deux dates :

	le 5 mai	le 13 juin
Volume........................	450 gr.	3.000 gr.
Densité......................	1.029	1.010
Couleur......................	jaune brun	jaune clair
Odeur	faible	
Réaction.....................	acide	acide
Dépôt	néant	néant
Recherche du sucre............	négative	négative
— 　　 albumine...............	id.	»
— 　　 urobiline.............	id.	»
Dosage de l'urée..... } par litre.	10 gr. 08	6 gr. 43
} par 24 h.	4 gr. 43	19 gr. 28
— 　 chlorures..... } par litre.	4 gr. 20	4 gr. 20
} par 24 h.	0 gr. 84	12 gr. 60
— 　 phosphates.... } par litre.	5 gr. 10	0 gr. 55
} par 24 h.	2 gr. 28	1 gr. 65
Indican.......................	quantité notable	traces

OBSERVATION VI

Gaillard. Cirrhose atrophique du foie guérie in extremis par l'opothérapie
hépatique. Bulletin de la Société médicale des Hôpitaux de Paris, 1903.

M. S...., cuisinière, nie tout alcoolisme, se plaint de dys-
pepsie et d'œdème des membres inférieurs, pour lesquels

elle est admise à l'hôpital Tenon, et soumise, de juillet à octobre 1899, au régime lacté et aux diurétiques.

En novembre 1899, elle est soignée à l'hôpital des Diaconesses pour cirrhose atrophique. L'état général était très mauvais ; il y avait de l'ascite, de l'œdème des membres inférieurs, de l'oligurie, pas d'albuminurie.

On la met au régime lacté et aux diurétiques.

En décembre, la cachexie et le liquide ascitique augmentent.

En janvier 1900, ponction qui donne 6 litres. Traitement : régime lacté ; lactose, nitrate de potasse, théobromine. Pas de résultat.

En février, ponction de 12 litres ; le liquide était jaunâtre ; la cachexie augmente.

Le 1ᵉʳ avril, la situation paraît désespérée. Le développement exagéré de l'abdomen contrastait avec l'amaigrissement squelettique de la face. L'épanchement ascitique était considérable. La malade buvait beaucoup et urinait à peine. La bouche était envahie par le muguet. La terminaison paraissait prochaine à bref délai.

On tente l'opothérapie hépatique le 25 avril ; 150 grammes de foie de porc frais tous les jours. Régime lacté.

Au bout de quelques jours, l'urine devenait abondante et limpide : 2 litres à 2 litres 500 par 24 heures. L'œdème des membres inférieurs diminuait, l'ascite se résorbait, le réseau sous-cutané s'effaçait.

Le 5 mai, la malade pouvait se lever.

Le 8 juillet, ayant continué l'usage du foie, elle quittait l'hôpital. On ne constatait plus qu'un peu d'ascite ; l'œdème des membres inférieurs avait disparu.

Le 10 septembre, l'ascite a disparu. Cessation du foie de porc ; continuation du régime lacté mitigé (œufs, pain, farineux). L'embonpoint revient ; la malade reprend son ménage.

Le 31 janvier 1901, elle venait à pied de son domicile, situé près du Père-Lachaise, consulter à Saint-Antoine. Ni ascite, ni réseau veineux sous-cutané, ni œdème des membres inférieurs. Le foie restait rétracté, la rate un peu grosse. Ni sucre, ni albumine.

Le 28 février 1901, elle est de nouveau admise à l'hôpital ; pas de signe actuel de cirrhose, mais urines peu abondantes, 800 grammes par 24 heures ; contiennent de l'urobiline.

Après quelques jours d'opothérapie, les urines montent à 2 litres ; l'urobiline disparaît. Glycosurie alimentaire négative ; pas d'urobiline.

Enfin, en janvier 1903, la guérison n'était pas démentie ; le foie restait rétracté, mais l'examen du ventre ne révélait aucune lésion viscérale. La rate tendait à reprendre son volume normal. Le cœur et les poumons étaient indemnes, l'état général satisfaisant.

OBSERVATION VII

(Résumée)
Salager et Pezet. Un cas d'opothérapie chez une cirrhotique aliénée.
Montpellier Médical, 1909.

Mme C... entre à l'asile des aliénés en février 1907, avec le diagnostic du docteur Rauzier, médecin chef de l'Hôpital-Général, qui « certifie que la femme P..., née C..., est atteinte de cirrhose atrophique et d'aliénation mentale. »

A son arrivée, la malade est assez calme ; mais bientôt elle devient très rapidement agitée, présentant un délire de plus en plus actif, avec exacerbation en janvier 1908.

Du côté de l'état physique, il était relativement bon en février 1907. Jusqu'au mois d'octobre, sauf la nécessité de quelques ponctions, il n'y a rien à signaler. Au mois de novembre, c'est une bronchite qui survint. La guérison se fit sans incident notable, mais l'ascite augmenta, et le 2 décembre 1907, il fallut faire une nouvelle ponction. Celle-ci ne soulage pas la malade, qui continue à se plaindre.

L'état général va déclinant : amaigrissement, traits tirés, teint jaunâtre.

Le 14 décembre, l'état s'aggrave. Le pouls est faible ; la température s'élève à 38 degrés ; des vomissements apparaissent ; l'anorexie est complète ; crainte d'issue fatale à brève échéance.

Le 17 décembre 1907, on donne à la malade 100 grammes de foie frais de porc.

Au début, ce traitement ne paraît pas donner de bons résultats ; l'état général reste mauvais, et si les vomissements disparaissent, ils sont remplacés par une forte diarrhée. Néanmoins, le traitement opothérapique est continué Pour diminuer la diarrhée, la malade est mise au régime lacté et elle prend une potion au bismuth.

Au bout de 2 ou 3 jours, une amélioration se produit, la diarrhée disparaît. La malade se trouve mieux.

Le 9 janvier 1908, on constate un état général assez bon et le retour de l'appétit ; une fistule abdominale, qui s'était formée plusieurs jours auparavant, se rétrécit de plus en plus.

En février, l'état physique de la malade est bon. L'état mental s'améliore aussi.

En avril, l'ascite est reformée ; il faut faire une nouvelle ponction, qui donne 4 litres d'un liquide jaune clair. Par suite de l'obstruction du trocart, on arrête la ponction, bien qu'une notable quantité de liquide reste encore dans l'abdomen.

Deux jours après, la malade présente une légère rechute ; elle a de l'œdème de la face, de l'albumine dans les urines ; le cœur est faible. On donne de la digitale.

Dix jours après, amélioration notable : œdème, albumine ont disparu.

Le 21 mai, nouvelle ponction de 5 litres.

Le 21 juin, la malade a un fort œdème des membres inférieurs ; nouvelle ponction.

Depuis lors, l'opothérapie est toujours continuée ; la malade prend chaque jour 100 grammes de foie frais de porc ; elle se trouve nettement améliorée dans son état physique et dans son état mental.

Malheureusement, au début de juillet, il n'est plus possible de se procurer du foie de porc. On essaye de le remplacer par des tablettes d'extrait hépatique, puis, quelques jours après, par du foie frais de mouton. Malgré ce, l'état de la malade est moins bon.

Le 8 juillet, ponction qui produit un liquide hémorragique.

Le 20 juillet, l'ascite s'est reformée et provoque une crise de suffocation. La malade est surveillée attentivement et on peut ainsi remettre la ponction au 4 août.

Le 14 août, le 10 septembre, il faut encore ponctionner la malade. L'abondance du liquide et les crises de suffocation obligent à faire ces ponctions répétées.

L'état mental s'est aussi aggravé ; l'agitation et le délire ont augmenté.

A la fin de septembre, on peut reprendre l'opothérapie hépatique par le foie frais de porc et de nouveau l'état s'améliore. Depuis lors, le mieux n'a fait que persister, sans cependant arriver à la guérison complète.

Observation VIII

Schouli, Nouveau cas de guérison apparente de cirrhose atrophique du foie par l'organothérapie. Bulletin général de Thérapeutique, 1908.

Giovannino B..., né en septembre 1903, est atteint, à l'âge de 4 ans, d'une cirrhose atrophique d'origine alcoolique. Pas de tare héréditaire.

Il présente un météorisme très accusé, un foie à peine perceptible à la percussion.

La rate est grosse, la langue sèche, la soif vive, l'appétit nul.

Alternatives de constipation et de diarrhée avec selles glaireuses.

Urines rares (50 cc. par 24 heures), troubles, légèrement albumineuses ; pas de sucre.

Cœur, poumons, intelligence, intacts. Le caractère est devenu triste et apathique.

On institue d'abord le traitement habituel par le lait, le kéfir, les diurétiques (eau lactosée, calomel, théobromine), eau de Vichy, frictions sur l'abdomen au savon noir. Pas de résultat.

C'est alors que le traitement opothérapique est tenté.

Fin décembre 1907, on administre 25 grammes de foie de porc cru par jour ; au bout de 8 jours, apparition de vomissements et de diarrhée ; le foie crû est remplacé par la poudre d'extrait de foie, à la dose d'une cuillerée à café par jour. On complète le traitement par des diurétiques, du lacto-phosphate de chaux, de l'iodure de fer, de la gentiane, du cacodylate de soude et du sirop de quinquina.

L'effet de l'opothérapie fut rapide : au bout de 3 semaines à peine, l'état général se remonte, le ventre diminue de volume, la rate également. L'enfant redevient vif, gai, s'amuse et court sans trébucher.

4.

Trois mois après, le malade n'est plus reconnaissable ;
il a toutes les apparences d'une santé parfaite. Le ventre
ne mesure plus que 47 centimètres de circonférence au lieu
de 69 au début ; le foie est normal.

L'étude attentive de ces diverses observations nous montre que l'opothérapie hépatique est bien indiquée dans la
période ascitique de la cirrhose atrophique. En effet, dans
tous les cas que nous venons de citer, le malade a été d'a-
bord soumis au traitement ordinaire, qui n'a donné que des
résultats insignifiants ; mais lorsqu'on lui a substitué la médication hépatique, tout a été changé : la maladie a rétro-
cédé assez rapidement et l'amélioration a persisté pendant
des mois et des années suivant les cas.

L'efficacité de l'opothérapie ne peut donc pas être niée.
Voyons maintenant comment se traduit à nous clinique-
ment cette action efficace. Elle se traduit à nous par la dis-
parition progressive des principaux symptômes patholo-
giques.

1° *L'oligurie est remplacée par une diurèse abondante,*
progressive et continue jusqu'à un point où elle reste cons-
tante.

Le tableau suivant est plus instructif que toutes les des-
criptions que nous pourrions faire.

OBSERVATIONS	QUANTITÉ D'URINE PAR 24 HEURES		AUGMENTATION par 24 heures
	avant le traitement	après le traitement	
I............	600 à 800 cc.	2.000 cc.	1.400
II...........	1.000	2.250	1.250
IV..........	300 à 500	2.000	1.500 à 1.700
V	450	3.000	2.550
VI..........	600	2.000	1.400

2° *L'insuffisante élimination d'urée* fait place à une azo-
turie à peu près normale.

Dans l'observation IV, le chiffre d'urée passe de 12 grammes, avant le traitement opothérapique, à 20 grammes après ; dans l'observation V, de 4 gr. 43 à 19 gr. 28 ; dans les observations II et VI, nous avons respectivement 23 gr. 04 et 22 grammes d'urée.

Le résultat est donc bien constant ; il est d'autant plus intéressant à connaître qu'il indique un fonctionnement normal de la cellule hépatique.

3° L'*ascite* est favorablement influencée ; elle se reforme beaucoup plus lentement et n'exige par conséquent que des ponctions de plus en plus espacées. Dans certains cas même l'ascite se résorbe spontanément.

Evolution de l'ascite dans le traitement opothérapique

OBSERVATIONS	AVANT LE TRAITEMENT	PENDANT LE TRAITEMENT
I	Le ventre est volumineux.	Il diminue de 4 centimètres tous les 10 jours.
II	4 ponctions sont nécessaires en 4 mois.	Les ponctions sont devenues inutiles, le ventre devient normal.
III.........	8 ponctions en 6 mois.	4 ponctions, mais le liquide devient de plus en plus faible à chacune d'elle.
IV	3 ponctions de 12 litres chacune.	1 seule ponction suffit, le liquide ne se reforme pas.
V	Ponctions multiples, pas d'amélioration.	La circonférence du ventre descend de 113 cent. à 91 en 20 jours, soit une diminution de 22 cent.
VI	2 ponctions en 3 mois.	L'ascite se résorbe sans ponction.

4° *Les hémorragies diverses*, qui se rencontrent dans la cirrhose, deviennent de plus en plus rares et finissent même par disparaître. C'est ce que nous constatons dans les observations I, II et III.

5° Enfin l'opothérapie a une influence très favorable sur les *troubles délirants* qui accompagnent quelquefois la cirrhose atrophique. L'observation VII nous en fournit la preuve frappante.

Cette même observation est encore intéressante à un autre point de vue ; pendant une interruption forcée du traitement, l'amélioration constatée a cessé, pour reparaître avec la reprise de la médication hépatique. « Sous l'influence de l'administration du foie frais de porc, disent Salager et Pezet, nous voyons s'amender parallèlement l'état physique de notre malade et son état mental qui présentait le caractère confusionnel et hallucinatoire des folies hépatiques décrites par Klippel. Une interruption forcée survient dans l'administration de ce traitement et les symptômes fâcheux réapparaissent ; nous pouvons reprendre l'administration du foie et l'amélioration se reproduit. »

C. — *Période terminale*

Dans cette période, l'opothérapie hépatique est rarement employée ; c'est avec peine que, dans nos recherches, nous sommes parvenus à trouver une observation d'ailleurs négative, s'y rapportant. C'est celle que Spillmann et Demange citent au Congrès de Lille en 1899.

OBSERVATION IX

Spillmann et Demange. Cirrhose atrophique du foie ; insuccès de l'opothérapie hépatique. Congrès de Lille, 1899.

B..., cultivateur, 47 ans.

Arrive à l'hôpital le 9 mai 1899, dans un état complet d'asystolie, avec anasarque depuis un mois.

L'affection a débuté par l'ascite, il y a deux ans. Le malade est absolument infiltré ; les membres inférieurs distendus par l'œdème sont couverts d'une éruption eczémateuse. Le ventre est relativement peu saillant. Le foie est petit ; à peine trois travers de doigt à la percussion. Inappétence, vomissements, constipation, pouls petit, intermittent ; battements de cœur assourdis ; souffle léger à la pointe ; râles d'œdème aux bases des deux poumons ; céphalée intense, délire pendant la nuit.

Analyse des urines : volume, 350 centimètres cubes ;

     urée, 9 gr. 76 ;

     acide phosphorique, 0 gr. 85 ;

     albumine, 1 gr. 35 ;

     beaucoup d'hydro-urobiline.

Le malade est mis au régime lacté exclusif ; purgatifs drastiques, ventouses scarifiées, mouchetures aux membres inférieurs, digitale.

Tout reste sans résultat.

L'opothérapie hépatique (hépatéine) est essayée ; insuccès complet. Mort le 15 juin.

Autopsie : cirrhose atrophique, épanchements multiples, altérations profondes de tous les organes.

Y a-t-il lieu de s'étonner de l'échec de l'opothérapie dans le cas actuel ? Evidemment, non. Il aurait été au contraire fort curieux qu'un foie, présentant une telle atrophie et se trouvant dans un tel état d'hypohépatie, puisse encore réagir.

Après l'étude que nous venons de faire des observations précédentes, pouvons-nous dire que l'opothérapie hépatique soit une méthode qu'on doive systématiquement employer dans tous les cas de cirrhose atrophique ? Nous n'avons pas à envisager le cas à la période pré-ascitique, où la guérison s'obtiendra facilement par le traitement ordinaire, ni à la période terminale, où tout espoir de guérison doit être à peu près complètement abandonné. Mais là où la question mérite d'être discutée, c'est à la période ascitique.

Les deux opinions extrêmes ont été soutenues : les uns se basant sur quelques échecs en ont profité pour prononcer une condamnation sans appel ; d'autres au contraire, encouragés par plusieurs améliorations ou guérisons, ont cru devoir recommander un emploi généralisé de la nouvelle thérapeutique. Nous croyons que sur cette question, comme sur beaucoup d'autres, il faut être éclectique et choisir un juste milieu. Sans nier les insuccès qui ont été signalés et que Carles et Hirtz, tous deux partisans de l'organothérapie, ont rapportés eux-mêmes, nous ne pensons pas qu'il faille en tirer argument contre la méthode. Parmi les cirrhotiques avec ascite, il importe en effet de faire un classement depuis celui qui présente une insuffisance légère du foie jusqu'à celui dont l'organe hépatique fonctionne d'une façon si défectueuse, qu'on peut le considérer comme frisant l'anhépatie ; il est évident que sur une aussi longue échelle, les résultats pourront être les plus différents suivant qu'ils porteront sur un échelon

plus ou moins élevé. Aussi, est-il fort regrettable que
ceux qui ont été à même de constater des cas défavorables
se soient bornés à les mentionner au lieu de les publier ;
il eût été intéressant alors de discuter documents en mains.

Quoi qu'il en soit, il est difficile de donner une formule
ferme en l'état actuel de la question. Nous nous borne-
rons à dire que les résultats acquis sont indéniables, les
insuccès ne le sont pas moins. Il y a donc là encore beaucoup d'inconnu, et de nouvelles expériences sont à tenter
avant de pouvoir conclure.

« En tout cas, comme le dit Vignolles, il est toujours
permis d'essayer, la médication n'offrant aucun danger et
pouvant, dans des cas désespérés en apparence, modifier
complètement le pronostic. »

CONCLUSIONS

I. L'opothérapie hépatique n'est pas une thérapeutique nouvelle, puisqu'elle était déjà connue dès la plus haute antiquité.

II. Les formes sous lesquelles la médication hépatique peut être appliquée sont très nombreuses ; mais les plus recommandables sont le foie frais et la poudre de foie.

III. Le médicament doit être introduit dans l'organisme de préférence par la voie buccale ; s'il y a contre-indica-tion, il faudra avoir recours à la voie rectale ; en aucun cas, la voie intra-veineuse ne sera utilisée parce qu'elle est dangereuse.

IV. Les propriétés physiologiques du médicament hé patique sont multiples ; son action la plus importante est celle qui porte sur le foie.

V. L'opothérapie hépatique peut être essayée dans la tuberculose, le diabète sucré, la goutte, le cancer ; mais c'est surtout dans la cirrhose atrophique qu'elle donne les meilleurs résultats.

VI. Elle agit de deux façons sur le foie : en lui appor-tant les éléments de sa sécrétion interne en défaut ; en excitant le pouvoir fonctionnel de la glande et en la régé-nérant.

VII. La cirrhose atrophique est une maladie à évolution lente mais progressive.

VIII. Elle guérit facilement, par le traitement classique, à la période pré-ascitique.

IX. Elle est encore guérissable, par le traitement classique, à la période ascitique, mais rarement.

X. Cette guérison s'obtient beaucoup plus aisément par le traitement opothérapique, même quand la médication classique a échoué.

XI. A la période terminale, la curabilité est impossible, même par l'opothérapie, à cause de la dégénérescence trop grande de la cellule hépatique, incapable de réagir à son excitant médicamenteux.

XII. En raison de la facilité de son application et de sa réelle efficacité, la médication hépatique mérite d'entrer dans l'usage courant.

BIBLIOGRAPHIE

ALBERT LE GRAND. — Liber secretorum de virtutibus herborum, lapidum et animalium, 1280.

ARCHAMBAUD. — Gazette médicale de Paris, 1902.

BARRIER. — Thèse de Paris, 1904.

CARLES. — Gazette des sciences médicales de Bordeaux, 1908.

CARNOT. — Les régénérations d'organes (actualités médicales, 1906).

— Médicaments animaux : opothérapie, 1911.

CELSE. — De re medica, 40 ans av. J.-C.

DIOSCORIDE. — Matière médicale, 75 ans ap. J.-C.

DU CHESNE DE LA VIOLETTE. — Pharmacopée des dogmatiques réformée, 1624.

FERNEL. — Thérapeutique, 1558.

GALLIARD. — Bulletin de la Société médicale des Hôpitaux de Paris, 1903.

— Bulletin de la Société médicale des Hôpitaux de Paris, 1908.

GILBERT et CARNOT. — De l'état actuel de l'opothérapie (Congrès de Montpellier), 1898.

— Les fonctions hépatiques, 1902.

— L'opothérapie, 1898.

GILBERT, CARNOT et CHOAY. — Bulletin de la Société de Biologie, 1897.

GUY DE CHAULIAC. — Grande chirurgie, 1370.

HIRTZ. — Bulletin général de la Société de Thérapeutique, 1904.

MAIRET et VIRES. — Bulletin de la Société de Biologie, 1897.

MATTHIOLI. — Commentaires de Pedacius Dioscoride (traduction française).

MOSSÉ. — De l'état actuel de l'opothérapie (Congrès de Montpellier), 1898.

MOURAS. — Thèse de Paris, 1901.

Nicolas PRŒPOSITUS. — Antidotarium Nicolaï, Venise, 1471.

ORIBASE. — Traduction Bussemacker et Darenberg, 1851-1876.

SALAGER et PEZET. — Montpellier Médical, 1909.

SPILLMANN et DEMANGE. — Communication au Congrès de Lille, 1899.

SCHOULL. — Bulletin général de thérapeutique, 1908.

VIGNOLLES. — Thèse de Toulouse, 1910.

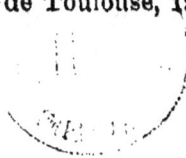

SERMENT

En présence des Maîtres de cette École, de mes chers con-disciples, et devant l'effigie d'Hippocrate, je promets et je jure, au nom de l'Être suprême, d'être fidèle aux lois de l'honneur et de la probité dans l'exercice de la Médecine. Je donnerai mes soins gratuits à l'indigent, et n'exigerai jamais un salaire au-dessus de mon travail. Admis dans l'intérieur des maisons, mes yeux ne verront pas ce qui s'y passe ; ma langue taira les secrets qui me seront confiés, et mon état ne servira pas à corrompre les mœurs ni à favoriser le crime. Respectueux et reconnaissant envers mes Maîtres, je rendrai à leurs enfants l'instruction que j'ai reçue de leurs pères.

Que les hommes m'accordent leur estime si je suis fidèle à mes promesses ! Que je sois couvert d'opprobre et mé-prisé de mes confrères si j'y manque !

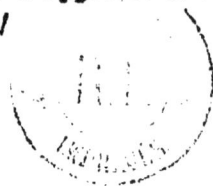

www.ingramcontent.com/pod-product-compliance
Lightning Source LLC
Chambersburg PA
CBHW050516210326
41520CB00012B/2331